AF402959

SUR

L'OPHTHALMOSCOPIE

PHYSIOLOGIQUE

DEUX PREMIERS FASCICULES

PAR

FRANCISCO DE ARGILAGOS,

DE PUERTO - PRINCIPE (CUBA),

DOCTEUR-MÉDECIN, EX-CHIRURGIEN OCULISTE
DE L'HÔPITAL OPHTHALMIQUE DE SAINT-VINCENT DE PAUL (FRANCE),
EX-DIRECTEUR DU DISPENSAIRE OPHTHALMIQUE DE ROUEN,
MEMBRE FONDATEUR ET SECRÉTAIRE GÉNÉRAL DE LA PREMIÈRE SESSION DE LA
SOCIÉTÉ UNIVERSELLE D'OPHTHALMOLOGIE, A PARIS.

PARIS

VICTOR MASSON ET FILS, ÉDITEURS,

PLACE DE L'ÉCOLE DE MÉDECINE.

—

1862

A MIS PADRES.

Grandes son los sacrificios que habeis hecho por mi, pero grande es tambien mi gratituel ; ella és todo lo que puedo ofrecéros junto al carino que, cual yo solo, sé sentir por vosotros. Que este debil testimonio de mis trabajos, que os presento hoy, sirva a hacer perdonar el impetu con que un dia osase partir de vuestro lado, desobedeciendo vuestros ordenes, en busca de luces para el desarrollo de mi entendimiento.

La heroïca générosidad de un padre bueno y grande, acompanâda de la noble abnegacion de mi tierna madre, han sido las dos estrellas felices, que solas me hubiesen hecho obtener los pocos conocimientos, de que hoy puedo decirme modesto poséedor. Pero quien como yo, mucho ambiciona, no puede detenerse jamas en medio a su existencia. Los obstaculos que se opondran a mi paso seran otros tantos estimulos para mas adelante avanzar.

TO THE PROFESSORS

OF THE

COLLEGE OF PHYSICIANS AND SURGEONS

OF NEW-YORK.

Gentlemen,

Gratitude is one of the most excellent feelings of the human heart : if it be so, I pray the noble members of the College where I acquired all the scientifical knowledge which compose my career, to accept this first mark of my sympathie and of the profound admiration I have for them. Most happy if, by these few following elementary pages I may endevour the affection of such honoured men to whom humanity and society are redevable of so much.

A HELMHOLTZ.

Ton génie a déjà franchi les limites de la terre, et par la précieuse découverte de l'*Ophthalmoscope*, ton nom s'immortalise.

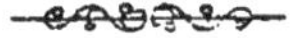

L'*Ophthalmoscopie*, ou l'étude de tout ce qu'on découvre
à l'intérieur de l'œil avec l'ophthalmoscope, peut se diviser
très-rationnellement en ophthalmoscopie physiologique et en
opthalmoscopie morbide.

Cette étude ophthalmoscopique constitue pour celui qui
veut la connaître à fond une spécialité dans la spécialité. Elle
est une des plus attrayantes, càr elle se fait sur les tissus
vivants et secrets de notre merveilleuse organisation.

La première partie comprend l'étude particulière de l'œil
à son état physiologique. Bien considérée, il faut s'attacher à
connaître toutes les particularités :

1° Sur les vaisseaux de la rétine et de la papille optique ;
2° Sur les dispositions de la papille;
3° Sur l'ensemble du fond de l'œil.

Nous avons beaucoup développé et discuté ces deux premiers points, dont l'importance pour la pratique était plus

pressante et digne d'être la mieux étudiée. Ces trois différents points ont été très-incomplètement traités, particulièrement en France.

Nous n'avons rien publié ici du fond de l'œil, nous réservant de le faire plus tard et aussi *in extenso* que la matière le comporte à notre point de vue. Nous nous réservons en même temps de parler sur la seconde partie de l'étude de l'œil avec l'ophthalmoscope, ou ophthalmoscopie morbide.

Sur les vaisseaux de la rétine et de la papille optique.

ARTICLE PREMIER.

Nous savons qu'aussitôt le fond de l'œil éclairé et examiné avec l'ophthalmoscope, on aperçoit sur le fond rouge qui se présente à notre observation, des vaisseaux extrêmement fins et gracieusement divisés ; ces vaisseaux sont ceux de la rétine ; ils forment un centre circulatoire d'une grande importance, car ce sont eux qui nourrissent cette membrane dont le rôle précieux constitue la vision.

Origine du cercle circulatoire rétinien. — Ces vaisseaux se composent d'artères et de veines, et leur ensemble forme la circulation rétinienne qui se fait sans aucune communication avec la circulation choroïdienne, iridienne ou autre. Les artères rétiniennes viennent de l'artère ophthalmique, laquelle donne une branche qui perfore la gaîne fibreuse du nerf optique, se dirige vers le centre de ce nerf presque perpendiculairement, et arrivée au centre, suit une direction horizontale ou parallèle aux fibres du nerf, jusqu'à la face antérieure de l'extrémité de ce nerf, où elle se divise en un plus ou moins grand nombre de branches. Une fois divisés, ils se dirigent en haut et en bas vers l'*ora serrata*.

Les veines se trouvent à l'intérieur de l'œil, en communication avec les artères, viennent de l'*ora serrata*, vers la papille, la pénètrent et vont se rejoindre en un tronc commun dans le parenchyme du nerf, à une courte distance de la face antérieure de cette papille, pour sortir par le point d'entrée de l'artère, et se rendant à la partie orbitaire de la veine ophthalmique avant d'entrer par la fente sphénoïdale. Elles se trouvent aussi comprises dans le même espace que les artères. Le sang donc entre dans l'œil par les artères, et passant dans les plus fines ramifications, se rend dans les veinules d'ici, dans les gros troncs veineux rétiniens, et va se perdre dans la circulation générale. Cette disposition nous rend parfaitement compte des lésions qui se développent à l'intérieur de l'œil, sous l'influence des nouvelles matières introduites dans la circulation générale, et apportées dans les fins et délicats vaisseaux rétino-choroïdiens. Or, comme ces vaisseaux nourrissent la membrane la plus importante et la plus délicate de l'économie, il arrive que la moindre altération dans les éléments du sang venant en contact avec cette membrane, y détermine des altérations évidentes et par trop funestes. Ainsi, dans l'albumine, l'urée de l'urine, passant dans le sang, arrive jusqu'à la rétine, et la transforme en ce qu'on appelle la dégénérescence graisseuse. Dans la syphilis constitutionnelle, on observe la rétinite et la choroïdide spécifiques, dont les caractères sont si bien tranchés et si bien connus aujourd'hui, etc., etc.

L'étude des vaisseaux de la rétine et de la papille nous a paru du plus grand intérêt, et cette circonstance nous a porté à la faire d'une manière plus détaillée que ne l'ont fait jusqu'ici les auteurs. Ils ont passé de la façon la plus superficielle sur ce point dont nous verrons tout à l'heure l'importance, et cette négligence a donné lieu à des erreurs assez graves. On a souvent appliqué un traitement énergique là où le défaut de la vue dépendait d'un embarras gastrique, de vers intestinaux, et cependant aucune altération n'existait. Seulement, on s'est dit : amblyopie ; il doit y avoir quelque chose dans le fond de l'œil, on s'arme de son instrument ; et si on ne venait pas à trouver à peu près ce que les auteurs ont dit sur le nombre, la direction, etc., de ces vaisseaux, on diagnostique tout de suite amblyopie congestive, varicosité des vaisseaux, atrophie de la papille, parce que ces vaisseaux se trouvent presque tous d'un côté, ou parce qu'ils ne sont pas dans le même nombre que les auteurs ont indiqué. Et encore, si par malheur, ce qui arrive assez souvent, on prenait une lentille plus convexe que celle que l'on emploierait ordinairement, comme celles-ci augmentent les calibres des vaisseaux et font découvrir de plus fines ramifications, on diagnostique, dis-je, une amblyopie congestive. Ces fautes arrivent assez souvent dans les cliniques particulières et dans celles des hôpitaux, ces dernières surtout. Je m'arrêterai donc un peu plus que mes prédécesseurs, et ferai remarquer ces différences dans les dispositions des vaisseaux, afin qu'on se tienne sur ses gardes lorsqu'on aura à examiner un malade.

Situation et émergence des vaisseaux. — Les points relatifs aux vaisseaux sont : 1° dans quel point de la papille optique font leur entrée les artères et leur sortie les veines? MM. Desmarres et Quaglino nous disent que ces vaisseaux se voient sortir de la papille optique *généralement* de son côté interne, c'est-à-dire un peu en dedans du centre du nerf. Pour MM. Follin et Guerineau, ces vaisseaux émergeraient tantôt du centre, tantôt des côtés de la papille.

L'observation nous a démontré qu'il faut généraliser presque à l'infini notre idée sur le point d'émergence de ces vaisseaux, et en ceci nous sommes de l'avis des deux derniers auteurs. Ce point d'émergence est dans un nombre de cas à peu près égal, au centre, aux côtés interne ou externe, et plus rarement en haut ou en bas, relativement au centre. Ce point d'émergence comprend tantôt les veines et les artères à la fois ; et tantôt les veines font leur entrée dans le nerf par des points séparés de ceux des artères.

Ce point, qu'il comprenne les artères et les veines ou chacune de celles-ci séparées, est formé par la terminaison du canal du centre du nerf. Il est à remarquer que ce canal ne se termine pas toujours : 1° à la face de la papille ; 2° que tout près de cette face il est divisé en un nombre de fois égal au nombre de gros troncs veineux, divisions qui accompagnent ces troncs veineux jusqu'à leur arrivée à la face antérieure de la papille. Ce canal, dans la plus grande majorité, est droit, et ce n'est que rarement, comme l'a démontré Von Ammon, qu'il est oblique. Quand il est droit, on voit les vaisseaux venir se présenter brusquement à la surface de la papille, tandis que lorsqu'il est oblique, les vaisseaux se voient avant même qu'ils ne se présentent à la surface de la papille. Cette disposition est accusée par un sillon rosâtre pâle, qui est donné par les vaisseaux, vus par transparence à travers la substance du nerf ; transparence dont Helmholtz parla le premier. Ces divisions du canal n'existent que pour les veines, qui généralement sont les seules qui se divisent avant d'arriver à la face de la papille, ce qui fait que les veines sortent par des points différents et isolés des artères. Ceci est plus généralisé que ne le croient les auteurs.

Quand l'artère et la veine se trouvent isolées, elles sont sur des points de la papille qui sont tantôt le centre, tantôt les côtés temporal et nasal de la papille, ou plus en haut et en bas, relativement au centre toujours. Un même sujet peut avoir dans un œil, les veines et les artères comprises dans un même point, tandis que dans l'autre œil il aura ces vaisseaux isolés entre eux. La diversité des points par lesquels fait son entrée dans l'œil l'artère de la rétine, à travers le parenchyme du nerf optique, nous fait croire que Von Ammon a eu tort de penser que ce ne serait que *rarement* que l'artère centrale ferait sa sortie à l'intérieur du globe par un autre point que celui de l'axe du nerf optique. Nous

avons dit que de nombreuses observations nous ont montré
les artères sortant par tous les points de la surface de la
papille, soit du centre, soit plus en dedans, plus en dehors,
plus en haut ou plus en bas de ce centre, et avec la même
fréquence.

Maintenant, il est d'une grande importance de se rappeler
ces caprices des vaisseaux, car s'il se présentait un sujet
ayant les vaisseaux d'un œil plus d'un côté que dans l'autre
œil, ce que présentent quelques sujets ; si avec cette circonstance il venait à se joindre une amblyopie par embarras
gastrique, ver intestinal, abus de tabac, de coït, etc., il est
facile, comme je l'ai vu tant de fois, de diagnostiquer une
atrophie ou une excavation commençante. L'erreur sera
d'autant plus facile, si la papille présente une coloration
pâle ou l'ombre que donnent les papilles normalement un
peu excavées, comme je veux l'indiquer. On serait peut-
être porté à ne pas admettre, comme moi, la *facilité* de faire
une pareille erreur ; pourtant je l'ai vu faire par des personnes
exercées dans l'emploi de l'ophthalmoscope. Et pourquoi
cette erreur ? On ne sait que trop que, pour les spécialistes
le moins, mais pour les chirurgiens et autres plus fré-
quemment, depuis la découverte de l'ophthalmoscope ,
aussitôt qu'une amblyopie se présente, il faut qu'il y ait dans
le fond de l'œil une lésion qui rend compte du défaut de vision. Or l'étude des vaisseaux du fond de l'œil étant fort in-
complètement étudiée, le moindre caprice de la nature tou-
chant ces vaisseaux fait que ces personnes sont induites
en erreur. Ce n'est pas leur faute, et c'est à leur igno-
rance involontaire, comme dit M. Trousseau, qu'il faut s'en
prendre.

Division des artères et des veines.—2° Les artères se divisent généralement lorsqu'elles sont arrivées à la surface de
la papille et elles se présentent alors sortant d'un point unique duquel partent les principales ramifications en haut, en

bas ou vers les côtés plus rarement. D'autres fois elles se divisent en arrière de la face antérieure de la papille, mais tout près de celle-ci.

Les veines, nous l'avons déjà dit, se divisent généralement à une plus grande profondeur dans le nerf optique, ce qui explique pourquoi on les voit sortir par deux, trois ou quatre points de la face papillaire et isolées des artères.

Les ramifications artérielles et veineuses ne viennent pas, comme mon illustre maître l'a dit, d'un *tronc unique*; elles viennent d'autant de troncs principaux que l'artère ou la veine se sont divisées en une, deux ou trois branches principales. Un œil se présentera, ayant les ramifications provenant d'un seul tronc, tandis que son congénère les aura partant de deux ou trois branches principales. Cette circonstance peut expliquer jusqu'à un certain point comment on a diagnostiqué une hypérémie, là où il n'y avait qu'un simple caprice de la nature, si on n'a fait attention qu'au plus ou moins grand nombre de vaisseaux et à la différence réelle des deux yeux du même individu, pour formuler leur diagnostic.

Nombre de ces vaisseaux. — 3° Le nombre des veines et des artères ne peut pas être fixé, comme l'ont fait les auteurs. Chaque individu présente un nombre différent, et ce nombre varie dans une même personne. Chez l'albinos, le nombre paraît plus grand, mais cela dépend de ce que ses yeux peuvent être mieux éclairés que les autres yeux. Il y a tantôt *une* veine en haut et *deux* en bas, tantôt *deux* en haut et *une* en bas. De même pour les artères; mais les troncs principaux de celles-ci sont généralement moins nombreux. On en trouve ordinairement deux : une se dirigeant en haut, l'autre en bas, en suivant la courbure du globe, vers l'*ora serrata*; ces deux troncs principaux donnent cependant des ramifications plus nombreuses que les troncs principaux des veines. Le nombre de ces vaisseaux est sujet aux mêmes variations ; un œil aurait deux troncs principaux, l'autre œil en aurait trois, quelquefois quatre.

Mon illustre maître a dit que le nombre des artères, comme celui des veines, est ordinairement de quatre à cinq. Quaglino dit qu'il y a *ordinairement deux artères et deux veines*. Quant aux artères, cela est vrai; mais quant aux veines, elles sont *généralement* trois, quatre. Je n'ai pas vu, comme mon illustre maître, ordinairement quatre artères, ce nombre s'applique aux veines seulement. Je ne veux pas dire que je n'aie jamais vu quatre ou cinq artères. Il y a des cas, mais ils sont très-*rares*, et par conséquent ce n'est pas ordinairement qu'ils se présentent. Les auteurs allemands sont de l'avis qu'il y a *généralement quatre* veines, le contraire de ce qu'a vu Quaglino, qui n'en a trouvé que deux. On n'a qu'à jeter un coup d'œil sur leurs planches.

Point de division.—4° L'endroit où les principales ramifications veineuses et artérielles commencent à donner de nouvelles branches est sujet aux mêmes caprices de la nature que les considérations précédentes. Mon illustre maître ne dit rien sur ce point, tandis que MM. Quaglino, Follin, Guérineau, disent que ces vaisseaux donnent leurs premières ramifications dans le champ même de la papille. M. Anagnostakis ne pense pas ainsi, et je suis de son avis. En effet, un même individu peut avoir dans un œil les vaisseaux se ramifiant avant de franchir les limites papillaires, et dans l'autre œil ces vaisseaux donneront leur première ramification à un demi ou un millimètre de la papille. Cependant ce sont *généralement* les artères qui se divisent les premières et donnent le plus grand nombre de ramifications dans le champ même de la papille. Les veines ne se divisent très-souvent qu'après avoir franchi le champ de la papille et loin de celle-ci. Il arrive très-souvent qu'on prend pour une branche veineuse donnée par un gros tronc veineux de la papille, deux branches artérielles s'unissant intimement, et ne se séparant qu'à une petite distance de la papille. Ceci a fait croire àquelques personnes que le nombre de ramifications veineuses était à peu près égal aux artérielles, et que ces divisions se faisaient pour les artères et pour les veines dans le champ de la papille. Les troncs veineux donnent des veinules rares, il est vrai, et que les auteurs ne représentent pas, ce qui prouve le peu d'attention qu'ils mettent de ce côté.

5° Les veines sont, en général, moins tortueuses que les artères. Mais on observe quelquefois que ces veines présentent des tortuosités plus marquées, parce que les ondes qu'elles forment sont plus petites et même plus fréquentes alors dans un même tronc veineux que dans un tronc artériel. Elle pourrait aussi faire croire à une gêne de la circulation en retour. Cette disposition a été confondue avec la varicosité de ces veines dans des cas où une altération de la vue se présentait. Cette course variqueuse ne se rencontre qu'exceptionnellement dans les artères.

Direction.—6° Leur direction ordinaire est en haut et en bas ; mais elles ne se portent pas de préférence ni au côté *interne,* comme le dit M. Follin, ni au côté *externe,* comme le croit Quaglino. Le premier de ces auteurs a dit qu'on ne trouvait du côté *externe* que des petits vaisseaux, tandis que le second ne voit ces fins vaisseaux que du côté interne; en un mot, ces auteurs disent le contraire tout à fait l'un de l'autre. Je n'ai pas observé cette préférence des vaisseaux principaux à se porter ou au côté externe ou au côté interne. Ces côtés *généralement* sont occupés par des artérioles et veinules, et on trouve avec la même fréquence le côté externe comme le côté interne occupés par des vaisseaux principaux. On observe dans un individu un œil ne présentant aucun tronc principal aux côtés, et dans l'autre ces troncs tantôt au côté interne comme au côté externe.

Coloration.—7° La coloration des veines et des artères est

assez tranchée pour permettre de les distinguer à ce seul si-
gne. Les artères présentent une couleur rose-clair vermil-
lonné, tandis que la couleur des veines est d'un rouge foncé
ou carminé. Cette différence de couleur ne se rencontre pas
dans plusieurs des animaux : ainsi chez le chat les vaisseaux
ont une coloration brune chocolat qui se manifeste dans les
veines et les artères, avec cette particularité qu'aussitôt arrivés
sur le tapis, ces vaisseaux prennent à très-peu près la couleur de ce tapis qui est bleu d'une intensité variable, avec
des taches çà et là d'une coloration rouge brunâtre. En exa-
minant pourtant attentivement on parvient à distinguer une
fort légère différence de couleur dans les artères, lesquelles
sont aussi reconnaissables par leur moindre calibre.

Double contour. — 8° Les artères et les veines présentent
une particularité assez curieuse et dont on ne connaît aucune
démonstration satisfaisante. Elle consiste en ce qu'on les voit
assez souvent comme formées par deux lignes, et c'est ce
qu'on appelle le *double contour* des vaisseaux. Ordinairement
ils se présentent comme tous les vaisseaux de l'économie,
c'est-à-dire qu'on les voit également rouges dans toute leur
étendue, tandis que, lorsque les artères ou les veines papillo-
rétinieuses présentent le double contour, on remarque au mi-
lieu et dans toute la longueur du vaisseau, une ligne blanc
jaunâtre. Cette ligne est produite, suivant quelques auteurs,
par l'aplatissement du vaisseau au centre et dans toute leur
longueur, permettant cependant au sang de circuler des
deux côtés de la même cavité du vaisseau. Cette démonstration nous paraît fort insuffisante, et nous avons de la peine à
nous rendre compte de cet aspect à double contour des vaisseaux.

Helmholtz avait cru, au commencement de ses recherches
sur l'œil physiologique avec son instrument, pouvoir distinguer les veines, des artères qui étaient suivant lui celles qui
présentaient le double contour. Aujourd'hui nous savons

que les veines comme les artères présentent cette particularité. Les veines, au contraire de ce que Helmholtz avait décrit, sont celles qui généralement présentent le double contour. Presque toujours, quand on trouve le double contour
des vaisseaux dans un œil, on est sûr de le trouver dans l'autre œil du même individu. On voit des personnes, quelquefois, qui présentent ceci dans les veines et les artères de
leurs yeux.

Pulsation.—9° Il est un autre phénomène, tout aussi cu-
rieux que le précédent, et qui a une grande importance à cause
de sa coïncidence avec une certaine maladie, mais qui pourtant se trouve dans l'œil physiologique, je veux dire la pulsation spontanée. Quand on examine attentivement certains
yeux, on remarque que les vaisseaux présentant ce phénomène, changent l'intensité de leur couleur ; ainsi lorsqu'ils
se vident, ils présentent une coloration rose-jaunâtre clair ;
cette coloration devient subitement de la couleur naturelle
qui présentent ces vaisseaux, et c'est lorsqu'ils se remplissent
de nouveau. Il y a, en même temps que l'intensité de couleur
change par le vide ou la plénitude des veines, un léger mouvement de contraction qui coïncide avec le vide du vaisseau, et un autre mouvement de dilatation qui se fait lorsque
le vaisseau se remplit. M. Follin a fait remarquer que la pulsation des veines s'observe très-bien sur le chien, à cause du
cercle veineux qui entoure la papille.

La pulsation spontanée s'observe dans tout le trajet de la
veine, mais plus facilement dans le champ papillaire à cause
de sa coloration plus claire que celle du fond de l'œil. Cette
pulsation est isochrone avec les battements du pouls radial,
et, suivant M. Follin, avec la respiration et avec certains mou-
vements qu'exécuterait le globe oculaire dans l'accommoda-
tion. Je ne crois pas que cette pulsation spontanée des veines de l'œil coïncide avec la respiration, puisqu'elle coïncide avec les battements du pouls radial, et qu'il faut pour

chaque mouvement respiratoire, de 4 à 5 battements radiaux. Ces pulsations se produisent sans besoin d'aucune cause ; mais comme tous les sujets ne présentent pas ce phéno—mène, on peut le produire à volonté, en comprimant le globe avec les doigts; cette compression produit même dans les artères les pulsations. La chloro-anémie, une marche ac-célérée, en un mot tout ce qui accélère la circulation peut produire ce phénomène.

Comme la pulsation des veines se remarque dans le glau-come généralement, il faudra tenir compte des caprices de la nature pour la disposition des vaisseaux et celle de la papille optique, pour ne pas faire une erreur grave de dia-gnostic. C'est surtout la vision physiologique que l'on doit consulter.

10° Il y a des cas d'absence congénitale de ces vaisseaux. Mais comme dans ce cas, la papille est nacrée à bords irré-guliers comme dans l'atrophie, et que ordinairement ces malades sont frappés de cécité, ou ont tout au plus une fai-ble perception de la lumière, ils rentrent plutôt dans la des-cription de l'ophthalmoscopie morbide.

Sur les dispositions de la papille du nerf optique.

Le nerf optique fait son entrée dans le globe de l'œil, à travers la sclérotique et la choroïde, et forme ce qu'on nomme la *papille* du nerf optique. On avait cru pendant longtemps que cette extrémité se présentait à l'intérieur de l'œil sous une forme de saillie, et de là le nom de papille, par ressemblance aux papilles de la langue, etc., etc. Aujourd'hui que l'ophthalmoscope a obligé les hommes sérieux à des recherches anatomiques, on a trouvé que cette tête du nerf ne se présente qu'assez rarement sous la forme d'une saillie ou de papille. Ce mot ne nous paraît pas tout à fait juste, car il donne une idée erronée de la forme sous laquelle le nerf optique se présente à l'intérieur de l'œil; mais il est si enraciné déjà dans les esprits qu'on s'en défera, je crois, fort difficilement.

Situation. L'entrée du nerf optique dans le globe se fait en dedans et un peu au-dessous de l'axe optique de l'œil. Ce point d'entrée change un peu chez différents sujets, c'est-à-dire qu'il se dévie, mais d'une assez petite quantité, en haut ou en bas, ou sur les côtés. C'est ainsi que pour trouver la tête du nerf optique au moyen de l'ophthalmoscope, on est forcé de faire regarder les malades quelquefois en face, d'autres fois de plus en plus loin; on est aussi forcé de faire tourner plus ou moins en haut l'œil des malades, en leur indiquant le point qu'ils doivent regarder.

Il est évident, que si le nerf faisait toujours son entrée au même point sans souffrir la moindre déviation dans diffé-

rentes personnes, alors on donnerait toujours et forcé-
ment la même direction à l'œil qu'on examine. L'insertion
du nerf optique est quelquefois tellement anormale qu'elle
ressemble, comme l'a dit **M.** Desmarres, à une *amblyopie*
avec *strabisme*, et il a corrigé ce défaut au moyen des len-
tilles convexes.

Il est de règle, quand on examine avec l'ophthalmoscope, l'œil droit par exemple, de faire regarder le malade
en dedans et en haut. Le point que le malade doit fixer dépend, comme nous venons de le dire, du lieu où se fait l'entrée du nerf dans le fond du globe. Cette disposition de l'œil
qu'on examine étant remplie, il est facile de distinguer la
papille optique dans le fond rose que présente le fond de
l'œil, comme la lune sur le ciel par une belle nuit, suivant
la gracieuse expression de mon illustre maître. Il arrive
fort souvent, à ceux qui ne sont pas habitués à manier
l'ophthalmoscope, de ne pas pouvoir trouver la papille. A
cet effet on se guide par les vaisseaux qu'on voit apparaître
dans le fond rouge et on est sûr en les suivant dans différentes directions de venir tomber sur la papille. Quelques
auteurs ont dit qu'on devait suivre la partie où le vaisseau
montre plus d'épaisseur, et cette partie, suivant ces auteurs,
se trouve juste dans l'étendue du champ papillaire.

Moyen de chercher la tête du nerf optique. — Il est un
autre moyen pour trouver plus facilement la papille, moyen
qui m'a servi avec beaucoup plus de certitude ; c'est de me
diriger du côté où je verrais plus de troncs réunis. Nous savons que les vaisseaux, dans la papille et un peu plus loin,
se trouvent presque ensemble, et ce n'est que de ce point
qu'ils commencent à diverger vers l'*ora serrata* et vers les
côtés externe et interne du globe. Si j'ai un vaisseau dans
le fond rouge qui se présente au fond de l'œil, et qu'en l'exa-
minant je ne voie qu'un tronc principal avec quelques ramifications isolées, je suis sûr d'être loin de la papille ; je

suis alors le vaisseau en direction opposée, et je vois tout d'un coup plusieurs ramifications qui, venant des principaux troncs, me montrent la papille elle-même, d'où ils émergent.

Coloration. — Cette papille a une *coloration rose vermillonnée* dont l'importance est fort grande dans le diagnostic des maladies dont elle est le siége. Cette teinte est donnée par l'artère centrale de la rétine (Gerineau). Mais, comme cette artère ne donne que de très-rares ramifications, dans le parenchyme du nerf, on ne peut pas comprendre comment ces vaisseaux si étroits peuvent donner lieu à la coloration rosée du champ papillaire.

Nous croyons que cette coloration dépend, plus probablement, de ce que le nerf optique étant transparent, jusqu'à une certaine profondeur, comme l'a démontré Helmholtz, il laisse pénétrer la lumière jusqu'aux anastomoses des vaisseaux propres du nerf qui se trouvent dans son parenchyme ; de même que la coloration rouge du fond de l'œil est donnée par les vaisseaux de la choroïde (1).

Bords de la tête du nerf optique. — Les bords de la papille sont plus blancs que le reste de sa face, et ceci tient encore à ce qu'à cet endroit on ne trouve que les fibres d'épanouissement de la tête du nerf optique avec leur tissu conjonctif s'étendant à la face interne de la rétine. Ces bords sont circulaires et très-irréguliers dans la grande majorité des cas. Leur irrégularité indique ordinairement quelque altération s'effectuant dans le nerf ou dans la rétine ; c'est à eux que la papille doit de ne pas se confondre avec la couleur rouge du fond de l'œil, et de nous apparaître nettement circulaire. J'ai vu pourtant des papilles qui se mon-

---

(1) Il y a un assez grand nombre de sujets qui présentent une papille uniformément rose dans toute sa face, excepté à son centre, ou au point d'émergence des vaisseaux, ce qui tient à la pression qu'exercent les gros troncs en sortant, sur les fibres du nerf produisant un léger soulèvement.

traient avec des bords un peu irréguliers, mais pas dans toute l'étendue du cercle, dans des cas assez rares, et dont les personnes n'accusaient la moindre altération de la vue.

Simple et double contour. — Suivant Liébriech, on devrait trouver à la papille un double contour, le contour sclérotidien et le contour choroïdien. Il attribue ce double contour à ce que la choroïde donnerait une plus grande ouverture pour l'entrée du nerf optique, et que par conséquent on voit à travers les fibres transparentes, là où s'arrête la choroïde, ce qui forme un contour, et là où s'arrête la sclérotique formant le second contour, puis enfin on aperçoit un troisième contour, qui est celui du nerf lui-même. J'ai observé qu'on ne voit qu'un seul contour, celui du nerf, dans la plus grande majorité des cas. J'ai même vu des individus, mais rarement, qui présentaient dans une papille ce double contour sclérotidien et choroïdien, et dont l'autre n'avait que son bord propre ou de limite.

Cette disposition capricieuse de la nature est fort importante à se rappeler, car il peut se faire qu'on pense à diagnostiquer une atrophie du nerf optique, du côté où celui-ci ne présente pas de double contour. J'appelle l'attention sur ce point, car j'ai vu non-seulement des commençants, mais des praticiens assez exercés, faire cette grave erreur. Il est vrai qu'en interrogeant l'état physiologique de la vision, on se défera tout de suite de cette erreur qui est produite, dit-on, par l'imperfection de l'ophthalmoscope. Ils attribuent à l'imperfection ce qui est dû aux caprices de la nature, et c'est ainsi que la précieuse découverte du professeur de Kœnigsberg, a été maladroitement qualifiée d'imparfaite. Je signalerai encore d'autres points qui ont beaucoup de contact avec ce que je viens d'indiquer ici.

Cercle pigmentaire. — On trouve, dans un certain nombre de cas, la tête du nerf optique entourée d'un cercle noir qui n'est autre chose que du pigment. Ce cercle pigmentaire n'entoure pas toujours la tête du nerf, il n'est formé alors que par des demi-cercles plus ou moins grands. La coloration que présente ce pigment est dans quelques cas plus foncée que dans d'autres. C'est lui qui rend parfois les bords de la tête du nerf optique irrégulière. J'ai vu une fois ce pigment aggloméré à un demi-millimètre de la tête du nerf.

Diamètre. — *Le diamètre de la tête* du nerf optique est, dans le cadavre, de 1 1/2 à 2 millimètres ; avec l'ophthalmoscope et la lentille convexe, elle est beaucoup plus grande. La myopie et la presbytie sont deux conditions qui font apparaître ce diamètre plus ou moins grand. Chez les myopes elle apparaît toujours plus petite que chez le presbyte. Ceci dépend de la grande convexité de la cornée et d'un pouvoir de réfringence des milieux optiques chez le myope, et du peu de convexité de la cornée et d'un moindre pouvoir réfringent chez le presbyte. Cette particularité fait qu'on peut reconnaître à l'instant si le sujet qu'on examine est myope ou presbyte. Il est pourtant indispensable de se servir d'une même lentille, car chaque lentille ayant une convexité plus ou moins grande, en changeant de lentille on ferait aussi changer le diamètre de la tête du nerf optique : on se met dans les mêmes circonstances que si on examinait un œil myope et un œil presbyte à la fois.

Forme de la tête du nerf optique (1). — « L'extrémité intra-oculaire du nerf varie singulièrement de forme ; il y a des yeux où elle est creusée d'une concavité ; d'autres fois, et plus souvent, elle est plane sans apparence de papille ni de cône. » Ceci est fort exact, et ce que l'anatomie montre, l'ophthalmoscope le constate sur le vivant. En effet, quand la tête du nerf optique est concave d'avant en arrière, c'est-à-dire vers le cerveau, il se fait une ombre dans un des côtés et en dedans de la circonférence de la tête du

____

(1) Von Ammon, *Ann. d'Ocul.*, trad. de Von Biervollet, oct. et nov. 1860.

nerf optique. Cette ombre tient au même phénomène d'excavation, car la lumière ne pouvant pas tomber en plein sur toutes les parties excavées du nerf, il y reste une partie qui ne peut pas être bien éclairée ; c'est cette partie qui forme l'ombre et qui décèle l'excavation.

On remarque cette ombre dans l'excavation commençante et encore mieux dans l'excavation exagérée du glaucome. Dans le premier cas, l'ombre ne décrit qu'un demi-cercle ; mais dans le second cas, cette ombre est tout à fait circulaire, et forme une petite zone entre le centre et la circonférence de la tête du nerf optique. L'ophthalmoscope découvre alors les vaisseaux s'arrêtant au bord interne de cette ombre et sortant de nouveau de l'autre côté ; ils paraissent en un mot coupés par l'ombre. Il serait assez facile par la théorie de détruire ceci ; mais heureusement les autopsies ont prouvé que la cause de cette ombre n'est autre que l'excavation du nerf optique.

L'opinion générale, parmi les auteurs qui s'occupent de l'ophthalmoscopie morbide, est que la tête du nerf optique est excavée. Ceci est trop absolu, car, comme l'a démontré Von Ammon, ce que constate encore une fois sur le vivant l'ophthalmoscope, la tête du nerf optique est le plus souvent plane. Dans ce cas, il n'y a point d'ombre à la face antérieure de la tête du nerf ; la coloration qu'elle présente est alors uniformément rose vermillon, car la lumière tombe dans toutes ces parties, et la fait apparaître avec la couleur que je viens d'indiquer. L'ophthalmoscope nous montre les vaisseaux, sans interruption dans toute leur étendue, car ils ne sont pas entrecoupés comme dans le cas exagéré d'excavation glaucomateuse, et ils ne décrivent pas de légères courbures comme quand le nerf optique se présente en saillie ou véritable *papille*.

Ce n'est que rarement que le nerf optique peut prendre le nom de papille, car ce n'est que rarement qu'il se pré-

sente sous cette forme. Walter, Crœfe et Von Ammon ont
même nié cette disposition du nerf optique ; ils l'attribuent à un phénomène d'optique. Après eux d'autres auteurs ont aussi nié la forme convexe ou de papille du nerf
optique. Quant à Von Grœfe, il prouva avec beaucoup
d'enthousiasme que c'était à l'illusion optique qu'était due
la forme convexe, et il prouva qu'au contraire, comme le
fit aussi Walter, le nerf optique était excavé. Il fut porté
à cette démonstration parce qu'ayant examiné un œil
glaucomateux, il trouva en effet que le nerf était excavé.
C'était s'applaudir trop vite de ce qu'on croit avoir trouvé,
car comparer un œil morbide avec un œil physiologique,
c'était de l'aveuglement. S'il était tombé sur une atrophie
ordinaire du nerf, il l'aurait trouvé plan, mais il tomba
justement dans un cas où la nature de la maladie (glau-
come) avait créé ce qui n'existait pas physiologiquement.
Il parla avec fréquence de la forme excavée du nerf optique, et les auteurs répètent le même fait (la même faute
proprement parlant) aujourd'hui, sans se donner la peine
de réfléchir à ce qu'on a dit et prouvé même avant eux.
Les premiers auteurs, ne se rappelant peut-être pas
ce qu'ils ont si éloquemment défendu, nous disent dans
leurs recherches anatomiques plus récentes, que le nerf
optique est convexe.

Von Ammon fait mieux ; après avoir nié la convexité
de la tête du nerf optique, il dit que, quand cette disposition existe, elle est due à la turgescence des vaisseaux centraux qui soulèvent l'extrémité intra-oculaire du nerf
qu'on nomme la papille optique. Il appuie son opinion en
ajoutant que la turgescence des nombreux vaisseaux de la
papille optique, fait qu'elle paraît plus saillante, de
même que l'anémie la fait paraître revenue sur elle-
même, et que de plus l'atrophie de ces vaisseaux la fait
diminuer et reculer.

Je répète donc que je crois à la convexité de la tête du nerf optique, et d'autant plus que l'ophthalmoscope me fournit certains signes pour la reconnaître. Ainsi, les vaisseaux sortis du sommet de la papille se dirigeant d'avant en arrière pour atteindre la rétine, ils se montrent tous en décrivant une petite courbe ; et aussitôt arrivés à la circonférence, ils se voient marcher dans leur course ordinaire, ne décrivant que les courbes qui leur sont propres. Quand la tête du nerf optique est plane, on voit les vaisseaux partir presque droits, sans décrire tous également la même façon de courbure. Les ramuscules aussi qui sortent des côtés externe et interne de la tête du nerf décrivent de même cette petite courbure.

Dans le cas de convexité de la tête du nerf optique, quelques-unes de ces papilles optiques présentent au sommet une petite excavation par laquelle sortent les vaisseaux, et qui se montre à l'examen ophthalmoscopique par un petit anneau étroit très-blanc, au centre duquel se trouve une fort petite ombre tout à fait circulaire ou à demi.

Cette circonstance encore a fait qu'on a nié l'existence de la convexité du nerf optique ; car à l'autopsie on a trouvé cette petite dépression ou concavité, qui s'exagère par le relâchement cadavérique et par le dégorgement des vaisseaux centraux. La petite excavation ne portant que sur le sommet de la papille propre, il me paraît impropre d'appeler excavé un cône ou une papille qui ne présenterait véritablement d'excavé que son sommet.

En résumé, la tête du nerf optique est susceptible de se montrer sous quatre formes différentes, comme le démontreront ces planches ; plus généralement elle est plane, quelquefois concave, et plus rarement convexe uniformément ou convexe à sommet excavé.

EXPLICATION DES PLANCHES.

PLANCHE I.

La figure ɪ représente une coupe du globe de l'œil, montrant seulement le segment postérieur avec le nerf optique, dont on a enlevé une tranche pour laisser voir l'artère et la veine centrale de la rétine. Ces vaisseaux traversent le parenchyme du nerf dans une direction correspondant ordinairement à l'axe du nerf optique (Ammon) ; cette direction varie cependant presque à l'infini, comme nous l'avons démontré en parlant des vaisseaux de la rétine et de la papille. Ils se divisent vers la terminaison de la portion intra-oculaire du nerf, pour aller s'arboriser sur la rétine et lui former son système circulatoire propre. La veine A se divise presque toujours avant d'arriver à la papille optique. La papille, c'est la surface de terminaison du nerf ; elle comprend toute la portion indiquée par les deux lignes de la lettre B.

Dans cet exemple, sa surface est *plane*, comme le montre l'ophthalmoscope dans la figure ɪɪ. Sa surface est uniformément rose et ne présente que vers sa circonférence une ligne étroite blanche, indiquant le point où les fibres du nerf optique se contournent pour aller s'épanouir sur la rétine.

L'espace donné par les lignes de la lettre C, indique l'espace où se trouve un autre réseau vasculaire que celui déjà mentionné ; ce réseau est celui qui sert à la nutrition propre du nerf optique. Il a été fort bien décrit par Von Ammon, et n'a jamais été représenté dans aucune planche que nous sachions. La membrane la plus interne, c'est la névrilème du nerf, et la plus externe, son enveloppe fibreuse ; c'est entre ces deux lames que ces vaisseaux se trouvent.

Cette disposition explique comment on voit, quelquefois, des vaisseaux sortant de la circonférence de la papille optique, ce qu'on n'a encore signalé dans aucune planche.

L'ophthalmoscope m'ayant appris à distinguer quatre formes différentes de la papille, je nomme celle représentée dans ce dessin, type n° 1, par sa configuration la plus simple et la plus naturelle.

PLANCHE II.

Même coupe, montrant la forme *excavée* dont se termine le nerf optique avant de s'épanouir sur la rétine. Cette excavation se révèle à l'ophthalmoscope, comme il est démontré dans la figure II. On voit au centre de la papille une ombre circulaire large, et à son niveau les vaisseaux rétiniens se contournant avant d'aller sur la membrane nerveuse.

Ici, les veines présentent le double contour dont nous avons parlé précédemment. On remarque, en outre, des vaisseaux sortant de la circonférence de la papille : ce sont, pour nous, les vaisseaux propres du nerf optique. C'est le type n° 2.

PLANCHE III.

Même coupe, mais montrant la forme *convexe* de la papille. L'ophthalmoscope donne une papille rose clair, mais ayant une large ombre tout autour de la circonférence de la papille. Dans la fig. II de la planche I, cet espace était occupé par une zone blanche, et on ne peut trouver un contraste plus frappant ; ceci indique que les fibres du nerf optique se contournent dans un autre point, fig. II, planche III, que dans le premier exemple.

Les vaisseaux sont, en outre, très-tortueux, ce qui démontre leur direction descendante de la proéminence papillaire, véritable exemple où le nom de papille serait plus logiquement applicable. C'est le type n° 3.

PLANCHE IV.

Cette planche représente la forme mixte *concavo-convexe* de la papille, sur la face de laquelle on voit, fig. II, deux ombres circulaires et les vaisseaux se contournant au niveau de chaque ombre. C'est le type n° 4.

L'étude des ombres offrira une confirmation, quant aux formes de la papille; cette étude n'est point aussi facile et simple. L'étude anatomique des yeux d'animaux tués sur-le-champ, et l'analyse comparée d'un grand nombre d'yeux humains, examinés avec l'ophthalmoscope, pourront démontrer l'importance de l'étude minutieuse à laquelle je viens de me livrer.

L'importance de la véritable appréciation des faits présentés sera jugée à sa juste valeur, quand on pense qu'il y a des papilles *excavées* dans des yeux normaux, et que, s'il vient à se présenter un affaiblissement de la vue symptomatique d'une cause générale de l'économie, et où l'on ne trouverait une altération rendant compte de la diminution de la vue, on ne tardera, dis-je, à diagnostiquer une *excavation du nerf optique*, et à bien vouloir appliquer l'iridotomie conseillée pour combattre la terrible affection que détermine pathologiquement une forme pareille dans la papille optique.

Si, en outre, un véritable glaucome se développait dans un œil ayant eu physiologiquement une excavation, comment savoir qu'elle était telle avant l'invasion glaucomateuse?

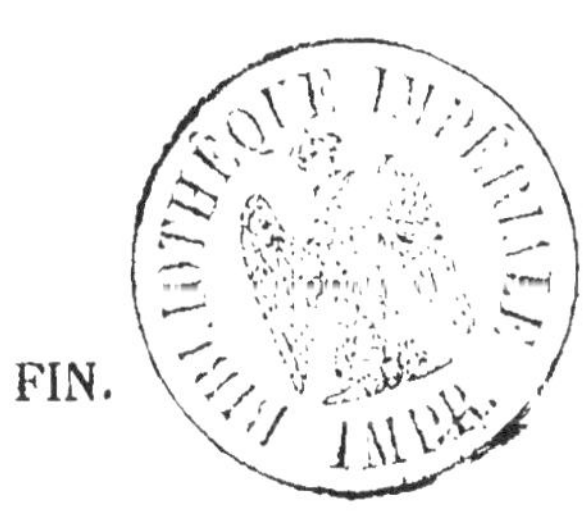

FIN.

VERSAILLES. — IMPRIMERIE DE BEAU J^ne, RUE DE L'ORANGERIE, 36.

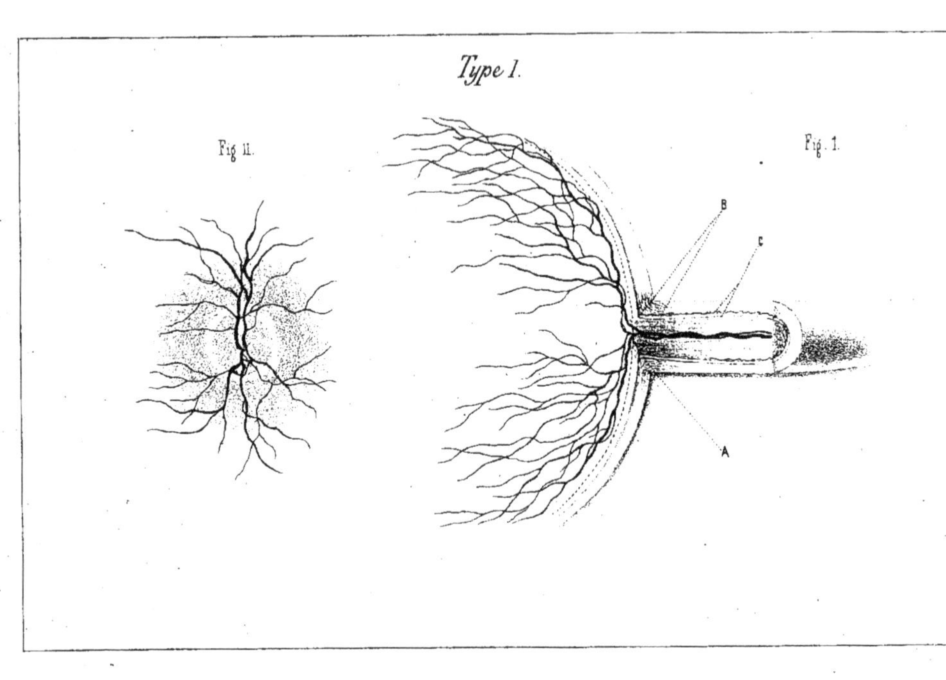

Type 1.
Fig 11.
Fig. 1.
B
C
A

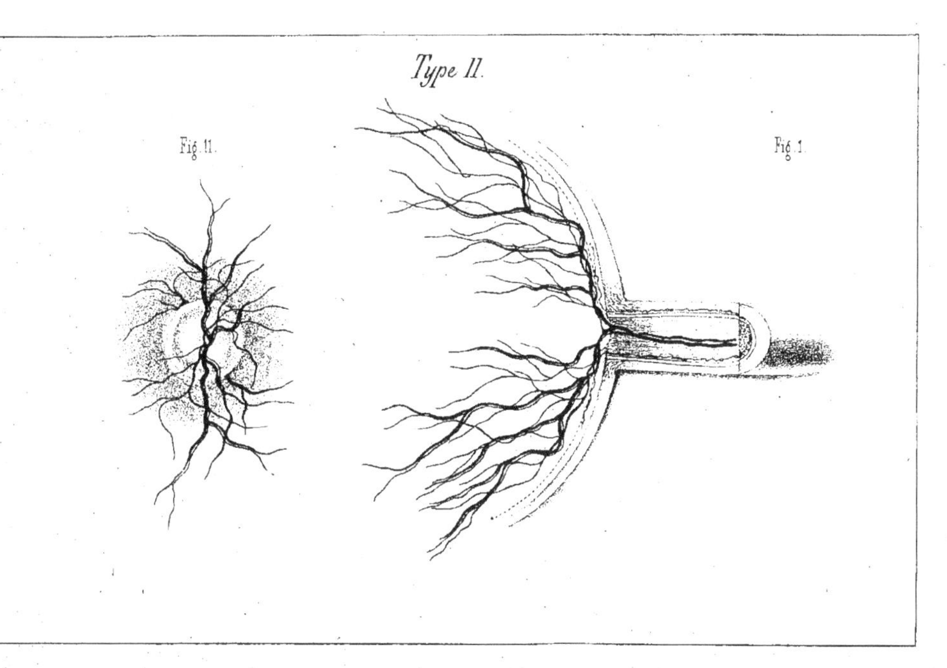

Type II.
Fig. 11.
Fig. 1.

Type III.

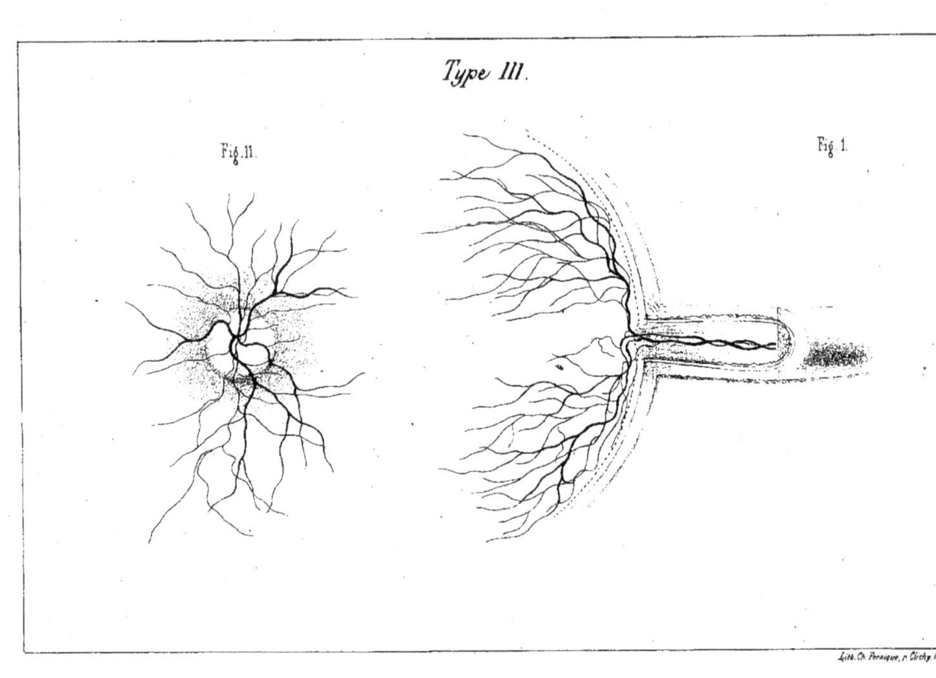

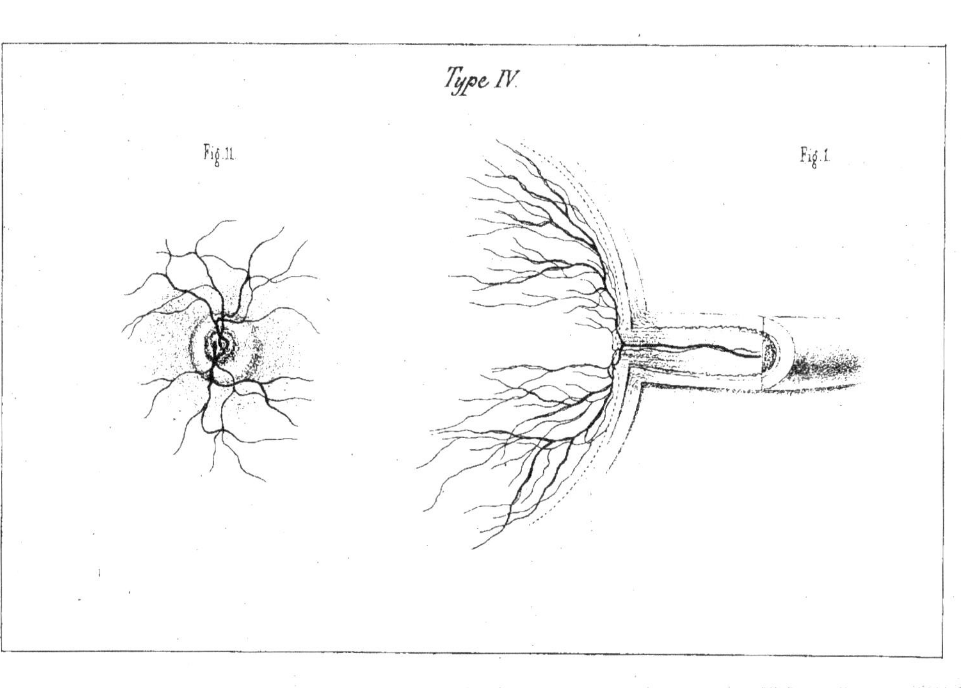
Type IV.
Fig.11.
Fig.1.